Docteur L. BARRÈRE

Ancien préparateur à la Faculté de Médecine de Toulouse
Interne à l'Asile d'Aliénés de Pau

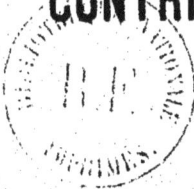

CONTRIBUTION A L'ETUDE

de la

Paralysie Générale d'origine Traumatique

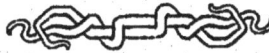

TOULOUSE
Ch. DIRION
LIBRAIRE-ÉDITEUR
22, rue de Metz et rue des Marchands, 33

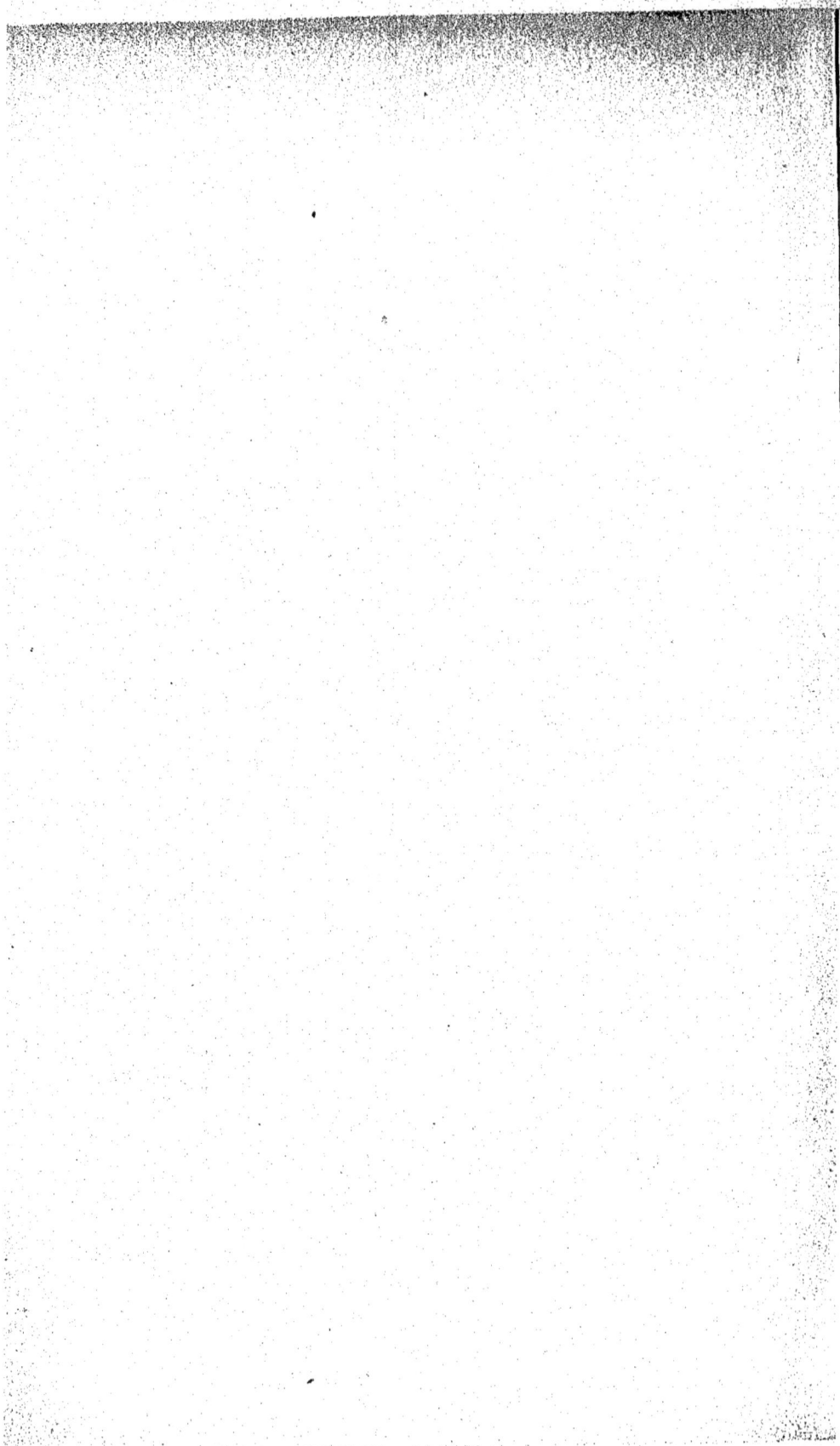

Docteur L. BARRÈRE

Ancien préparateur à la Faculté de Médecine de Toulouse
Interne à l'Asile d'Aliénés de Pau

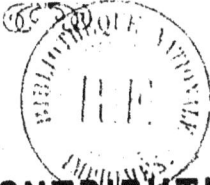

CONTRIBUTION A L'ETUDE

de la

Paralysie Générale d'origine Traumatique

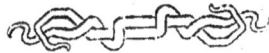

TOULOUSE
Ch. DIRION
LIBRAIRE-ÉDITEUR
22 rue de Metz et rue des Marchands, 33

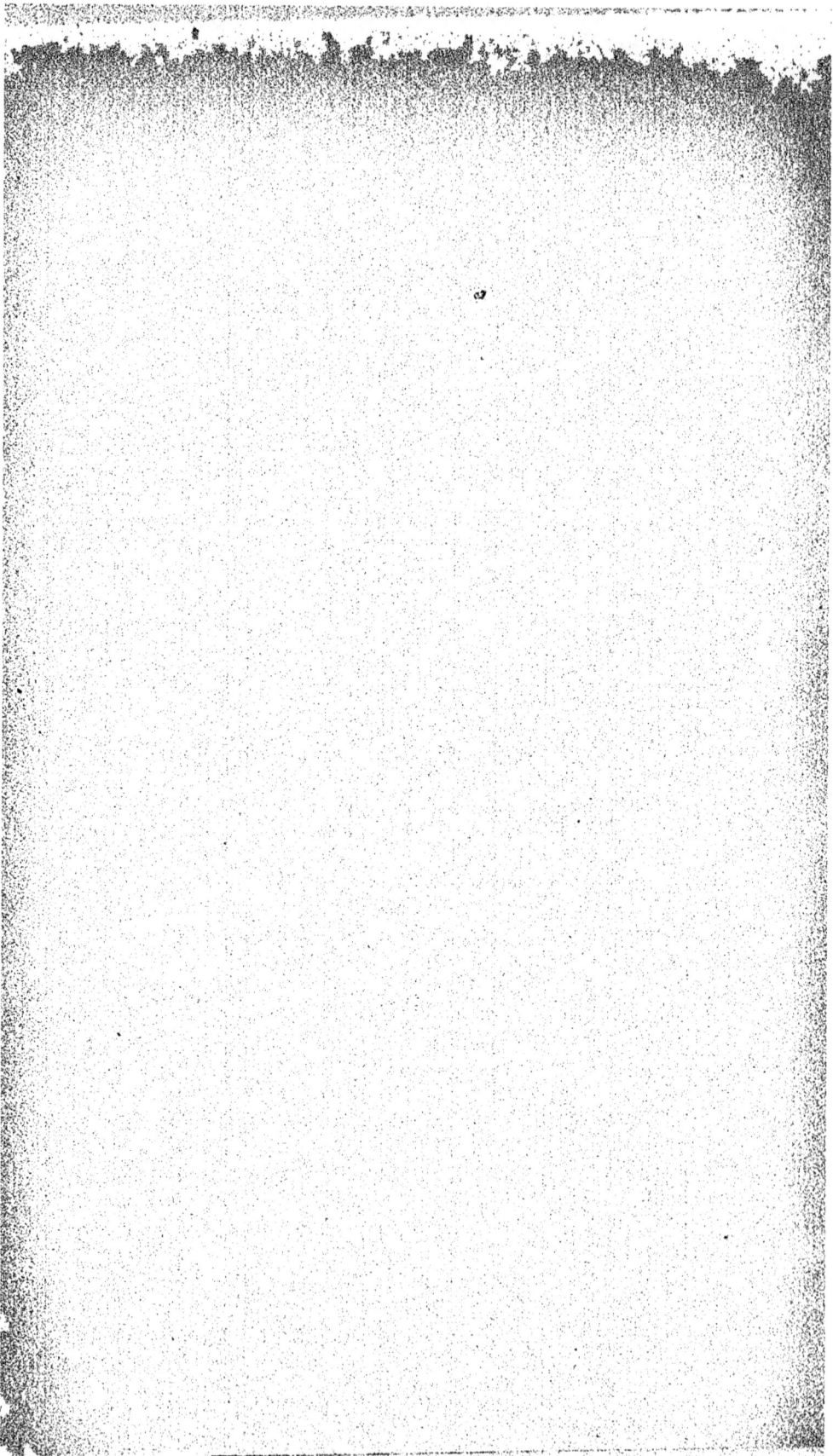

AVANT-PROPOS

Nos premiers remerciements s'adressent à ceux qui firent notre éducation médicale, à nos maîtres de la Faculté et des Hôpitaux de Toulouse.

Monsieur le docteur Monestier, directeur-médecin de l'asile d'aliénés de Pau, dont nous sommes l'interne, nous inspira notre sujet de thèse et ne nous ménagea pas ses conseils et ses encouragements ; qu'il veuille bien agréer nos sincères et respectueux remerciements.

Le docteur Rougean, médecin-adjoint, se montra toujours pour nous un ami sûr et dévoué. Nous ne saurions l'oublier, et lui exprimons ici toute notre reconnaissance.

Enfin, nous adressons un cordial souvenir à nos camarades d'internat. Ils peuvent être certains de trouver en nous une amitié durable.

CHAPITRE PREMIER

Historique

De tout temps on a reconnu au traumatisme une
importance manifeste dans l'étiologie des maladies
mentales. Dans la paralysie générale en particulier
ce facteur étiologique a été bien souvent invoqué,
soit qu'il s'agisse d'un traumatisme cranien ou bien
d'un traumatisme lésant une partie quelconque de l'é-
conomie. De plus « le problème médico-légal que
soulèvent ces traumatismes depuis la loi de 1898 sur
les accidents du travail ajoute encore à l'intérêt de
cette étude naguère exclusivement étiologique et nécessite aujourd'hui une analyse plus minutieuse de
chaque cas en particulier »[1]. Mais ici les opinions
sont loin de concorder et on ne sait encore pas quel
est le rôle exact du traumatisme dans l'éclosion de la
paralysie générale : certains auteurs prétendant que
le traumatisme n'agit que comme cause occasionnelle
chez un syphilitique ou un prédisposé de naissance :

---

[1] Roger DUPOUY et René CHARPENTIER, *Traumatismes craniens et
troubles mentaux.* Encéphale, avril 1908, p. 297.

d'autres, au contraire, lui accordant une place prépondérante et le jugeant capable de produire de toutes pièces une méningo-encephalite diffuse sans le secours d'aucun autre adjuvant.

Pour notre historique nous ne pouvons que nous rapporter à la thèse de Froissart et y puiser très largement, nous réservant uniquement de le compléter jusqu'à nos jours.

Le premier auteur français qui ait donné des observations sur la paralysie générale d'origine traumatique est Bayle. Dans l'une il nous dit « qu'un malade présenta les premiers symptômes de la maladie peu de temps après avoir reçu une balle qui le frappa à la tête sans pénétrer dans le crâne ». D'ailleurs pour lui « les violences extérieures exercées sur la tête peuvent disposer à l'espèce d'aliénation que nous décrivons en imprimant au cerveau des commotions plus ou moins fortes qui peuvent à leur tour déterminer des congestions sanguines dans les vaisseaux de la pie-mère ».

Lunier, Calmeil et surtout Lasègue décrivent des cas où la paralysie générale a été consécutive à des traumatismes crâniens. Lasègue prétend qu'une blessure causée par le choc sur la tête d'un corps pesant peut être l'origine de cette maladie.

Puis nous trouvons les observations de Marcé, Decorce, Mayer. Voisin écrit : « L'influence des traumatismes crâniens dans cette maladie est hors de doute. »

En 1881 Azam, dans un article publié dans les Ar-

chives générales de médecine, rapporte les observations de Baillarger et de Motet, dans lesquelles :
« une femme après une chute sur la glace devint paralytique générale » et « un individu frappé à la tête
d'un coup de feu sans qu'il y ait eu fracture, mourut
six ans après paralytique général. »

Vint ensuite la thèse de Vallon, dans laquelle l'auteur s'exprime ainsi : « La méningo-encéphalite diffuse reconnaît pour cause dans un bien plus grand
nombre de cas qu'on ne le croit généralement, un
coup ou une chute sur la tête. »

A l'étranger, Skae, Griesenger, Krafft-Ebing, Si-
mon, Mendel, Schuller, Hartmann, Reinhardt pu-
bliaient des observations qui tendaient pour la plupart à faire admettre l'existence d'une paralysie générale post-traumatique.

Jusqu'ici la syphilis était peu invoquée dans l'étiologie de la paralysie générale. Mais Fournier avait
fait paraître en 1879 son livre : « La Syphilis du Cerveau » et ce facteur va maintenant prendre la place
prépondérante. D'ailleurs la seule action du traumatisme comme producteur de la paralysie générale va
être mise en doute et presque tous les auteurs qui
vont suivre ne font plus de ce traumatisme qu'une
cause occasionnelle agissant sur un terrain prédisposé. Telle est l'opinion de Christian, Maxime Du-
buisson, Magnan, Sérieux et Farnarier, Violet en
France, Savage, Rayner, Mercier, Mielkle, Ascher,
Kundt, Hougberg, Gudden, Siemerling, Hirschl, Ka-
plan, Moëli à l'étranger. Mairet et Vires cependant

ainsi que Ballet, accordent une importance minime,
il est vrai, mais réelle, à l'action du traumatisme dans
l'éclosion de la paralysie générale.

Vers la même époque paraissent les travaux de
Koppen, tendant à démontrer « que la démence qui
succède au traumatisme n'est pas semblable à la simple démence paralytique et doit être décrite sous le
nom de démence post-traumatique ». Il étudie aussi
l'action du traumatisme sur la cellule nerveuse.

Joffroy, lui aussi, sépare nettement la paralysie
générale vraie de la démence traumatique de Koppen
et dit que celle-ci est le produit du traumatisme agissant sur des non-prédisposés à la paralysie générale,
tandis que celle-là ne peut se développer que chez un
individu congénitalement et spécialement prédisposé.

En 1904, Thoinot est amené à s'occuper du traumatisme au point de vue médico-légal et en fait, de
même que Brouardel, un facteur légitime de paralysie générale. Krieg, en Allemagne, pense comme
eux. Mais Werner et Mendel croient qu'on attache
trop d'importance au traumatisme dans l'éclosion de
la paralysie générale et font toujours jouer un rôle
important à la prédisposition.

Cependant, en Angleterre, le docteur Pope ne peut
accepter que toute paralysie générale soit d'origine
syphilitique, et Johnston pense que le traumatisme
crée une prédisposition latente dont profite la paralysie générale.

En 1907 nous trouvons les observations publiées

par Marie, ainsi qu'un article de Ribierre. Cet auteur classe les paralysies générales ayant évolué à la suite d'un traumatisme en trois classes : les cas où la paralysie générale était en pleine évolution au moment du traumatisme ; le cas où la paralysie générale s'est révélée quelques jours ou quelques semaines après le traumatisme (ici la paralysie générale existait avant et le traumatisme n'a été qu'aggravant) ; les cas où la paralysie générale est apparue quelques mois ou quelques années après et où le traumatisme a un rôle indiscutable surtout au point de vue médico-légal. Car, en admettant que le sujet soit syphilitique, il détermine l'éclosion de la paralysie générale ; tout syphilitique n'est point, en effet, un paralytique général latent.

Enfin nous pouvons résumer ainsi la thèse de Froissart. Suivant en cela Vallon, cet auteur ne s'occupe que des traumatismes crâniens ayant une certaine importance. Le traumatisme crânien ne sert chez les malades ayant déjà eu la syphilis ou alcooliques, etc., que de cause occasionnelle. Dans les cas où l'on trouve le traumatisme seul dans les antécédents, la paralysie générale ne peut se développer consécutivement que chez un individu prédisposé. Il est d'ailleurs parfois impossible de déceler cette prédisposition.

Un peu plus tard, Mabille et Ducos publient deux observations. Mais dans l'une la paralysie générale n'a fait son apparition que plusieurs années après le traumatisme, et dans l'autre, au contraire, il s'est produit au moment où le malade commençait déjà à présenter des troubles mentaux.

Pendant l'année 1908, J. Chevron, de Châlons, cite un cas de paralysie générale ayant succédé à une fracture du crâne chez un débile mental. Le syndrome paralytique n'était pas complet, mais quoiqu'il en soit le traumatisme resté dans l'évolution de la maladie un épisode dont il faut tenir compte.

En la même année, Vallon et Paul font paraître une observation de paralysie générale survenant après un traumatisme. On n'a pu déceler aucune tare dans les antécédents du malade.

Dans un article paru dans l' « Encéphale », Roger Dupouy et René Charpentier prétendent : « que le traumatisme fait éclater la prédisposition spéciale inhérente à l'individu accidenté... La démence post-traumatique est toujours le résultat de lésions très graves, profondes et étendues de l'encéphale. Cette démence peut chez les individus qui y sont prédisposés revêtir l'aspect de paralysie générale vraie ».

En mai 1908 paraît dans la *Revue de psychiatrie* un article de Marinesco, dans lequel l'auteur montre expérimentalement les lésions produites sur la cellule nerveuse par l'action directe du traumatisme.

Vigouroux et Naudascher rapportent des cas où à la suite de traumatisme crânien des individus présentèrent des troubles mentaux et furent trouvés porteurs à l'autopsie de lésions des méninges et de l'encéphale.

Joffroy enfin publie l'observation d'un homme qui

vit une paralysie générale évoluer après un choc électrique. L'auteur admet chez ce malade en dehors de toute syphilis ou alcoolisme une hérédité névropathique.

Colin avait avant présenté l'observation d'un garçon héredo-syphilitique, chez lequel était apparu le syndrome paralytique à la suite d'un traumatisme du doigt.

Enfin en 1909, Vanderbosche publie les cas de grands traumatismes craniens auxquels avaient succédé des troubles trophiques.

Nous citerons en dernier lieu, nous réservant d'y revenir ultérieurement, l'article de M. le professeur Rémond et de notre ami Voivenel, établissant l'unité de nature de tous les cas où l'on observe le syndrome paralytique.

CHAPITRE II

La Paralysie générale est un syndrome

Il est certainement peu de questions qui aient soulevé autant de discussions que l'étiologie de la paralysie générale.

Actuellement encore l'accord est loin d'être fait et tandis que certains auteurs font toujours de cette maladie une manifestation parasyphilitique, affirmant que toute autre cause en dehors de la syphilis ne produira qu'une pseudo-paralysie générale, d'autres au contraire, comme Gilbert Ballet « assignent à la démence paralytique une étiologie complexe ». C'est ainsi que le même auteur semble admettre que l'alcoolisme peut, sans la syphilis, former une paralysie générale. Il est d'ailleurs incontestable qu'un des facteurs les plus importants reste l'existence d'une syphilis ancienne dans les antécédents des malades.

Si maintenant nous nous plaçons au point de vue qui nous occupe, nous rencontrons une divergence d'opinions encore plus grande ; et si certains, un petit nombre il est vrai, croient à la seule action du traumatisme pour créer de toutes pièces une paralysie géa'rale, la majorité répond que ce trauma n'a servi en quelque sorte que de coup de fouet. Il se trouve alors relégué au rang de cause occasionnelle. Il ne sert plus qu'à renforcer des phénomènes morbides déjà existants ou à hâter l'apparition de ces mêmes phénomènes chez un individu déjà syphilitique intoxiqué ou prédisposé de naissance.

Que devient donc le rôle du traumatisme dans l'éclosion de la paralysie générale progressive ?

Dans la faible ressource de nos moyens nous allons essayer de prouver qu'il est impossible de différencier une pseudo-palalysie générale d'une paralysie générale vraie ; que, quel que soit le facteur étiologique invoqué le syndrome paralityque reste le même.

Or, pour si loin que l'on pousse les recherches, il est parfois impossible de trouver autre chose que le traumatisme dans les antécédents de certains paralytiques généraux. De plus à l'autopsie, l'étude des lésions méningo-encéphaliques nous montre une analogie caractérisée par la diffusion. Pourquoi, dès lors, et surtout en l'absence de tout autre facteur, ne point admettre le traumaticme comme agent producteur de cette maladie. Il est bien certain que plus le traumatisé sera soit prédisposé, soit en puissance d'intoxication ou de syphilis, plus sûrement apparaîtra la paralysie générale. Mais ,encore une fois, il existe des cas où cette hérédité, intoxication ou syphilis, n'ont pu être décellées et où pourtant une paralysie typique s'est manifestée et a évolué d'une façon classique.

Évidemment ces cas sont rares, et en cherchant bien on peut à la rigueur entrevoir dans certains une tare quelconque. Dans les observations que nous rapporterons à la fin de ce travail nous n'avons pu trouver que le traumatisme pour expliquer l'apparition de la paralysie générale.

Mais y a-t-il une paralysie générale ? En un mot cette maladie est-elle toujours typique, a-t-elle toujours des caractères constants et uniques ? Ne vaudrait-il pas mieux admettre l'existence du syndrome paralytique et dire avec Klippel : « Les paralysies générales commencent et finissent là où commence et finit le syndrome paralytique. » C'est cette impossibilité où nous nous trouvons de savoir quelle différence sépare une pseudo-paralysie générale d'une paralysie générale vraie qu'ont démontré notre maitre M. le professeur Rémond et Voivenel.

D'après leur théorie, la paralysie générale et les pseudo-paralysies ne peuvent être différenciées ni par l'anatomie pathologique, puisque dans tous les cas les lésions sont diffuses et qu'en outre tous les processus de désintégration cellulaire observés dans ces pseudo-paralysies aboutissent au même résultat que dans la paralysie générale vraie.

L'étiologie n'apporte pas davantage un moyen de différenciation. Personne ne saurait affirmer que la syphilis est cause unique de la paralysie générale. « Il faudrait pour cela que le rôle de la syphilis fut indiscutable et indiscuté. Or, malgré les statistiques, malgré les expériences on peut tout au plus admet-

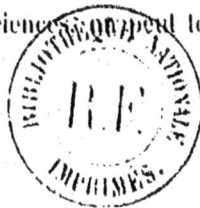

tre que la syphilis est la cause prépondérante agissant sur un cerveau prédisposé. Les auteurs les plus partisans de l'origine spécifique de la paralysie générale sont obligés de laisser un certain rôle à l'infection et à l'intoxication. »

Il en est de même pour l'évolution clinique. Dans tous les cas on se trouve en présence de troubles se caractérisant par un état d'affaissement intellectuel accompagné de symptômes paralytiques et d'un délire variable.

En ce qui concerne le pronostic l'incertitude est la même, attendu que l'on connait des cas de paralysie générale vraie ayant guéri et que les pseudo-paralysies générales mortelles ne se comptent plus. D'ailleurs, dans ces dernières comme dans les autres, e traitement peut être impuissant.

Cette opinion est partagée par Dupré, qui écrit : « Lorsque certaines encéphalopathies parasitaires, alcooliques, syphilitiques, athéromateuses, simulent de très près, par leurs caractères et leur durée, la paralysie générale, elles n'arrivent à confondre leur expression symptomatique avec celle de la démence paralytique qu'en déterminent dans l'écorce un ensemble de lésions destructives diffuses, semblables dans leurs conséquences et leur évolution aux altérations anatomo-pathologiques de la paralysie générale. A des processus anatomiques analogues répondent des syndromes cliniques similaires. »

En concluant, M. le professeur Rémond et Voivenel disent : « Le phénomène important dans le syndrome paralytique est constitué surtout par la localisation et l'étendue des lésions et non pas sa nature, qui n'est à considérer qu'au point de vue du pronostic. »

Les auteurs qui avec Froissart, n'admettent pas que le traumatisme seul, en dehors de toute cause prédisposante ou adjuvante, puisse créer la paralysie générale, nous disent que les cas observés jusqu'ici ne sont pas cliniquement assimilables aux manifestations classiques de la démence paralytique. Il y aurait, suivant eux, une simple analogie. Il existe, disent-ils, une méningo-encéphalite traumatique mais non une méningo-encéphalite diffuse ! C'est aussi l'avis de Koppen, cité par Froissart, qui trouve que la démence traumatique n'est pas aussi complète : les souvenirs anciens, notamment, persistent ainsi que le sentiment de la dignité personnelle. Au point de vue sématique on n'observerait jamais l'immobilité pupillaire, jamais d'exagération patellaire : nos deux observations sont en contradiction avec les assertions de cet auteur.

Froissart rejette donc comme non probants tous les cas où l'on ne constate pas le tableau clinique complet de la paralysie générale, car, dit-il, la démence traumatique s'en différencie toujours : quand elle en présente les signes elle n'en a pas l'évolution, ou inversement.

La distinction est subtile et nous pourrions répondre qu'en se plaçant à un semblable point de vue des cas de paralysie générale vraie, même succédant à

la syphilis, sont rares, car en médecine mentale
comme partout les tableaux cliniques absolument
complets sont des exceptions.

On comprendrait l'argument de Froissart si la
même différence clinique distinguait toujours la
paralysie générale vraie de la démence traumatique. On pourrait alors logiquement conclure que
le traumatisme ne peut pas provoquer ce symptôme
différentiel. Mais il n'en est pas ainsi. Si nous pre-
nons un exemple : voici deux déments traumatisés
présentant le tableau complet de la paralysie générale sauf, chez l'un l'immobilité pupillaire, chez l'autre l'exagération des réflexes ; il n'en est pas moins
démontré que tout traumatisme peut donner lieu in-
différemment à l'un ou l'autre de ces symptômes et il
paraît logique d'admettre que leur présence ou leur
absence résulte non d'une différence de nature du
processus morbide mais d'un mode différent, et encore inconnu dans sa distribution ou son degré.

Il faut dire avec Duret : « La question est de savoir
si la paralysie générale est un syndrome ou une affection spécifique : si c'est un syndrome, le traumatisme
peut être considéré comme jouant un rôle dans sa
pathogénie. »

Ainsi donc, tant que la preuve de la spécificité de
la paralysie générale ne sera pas faite on ne sera
pas fondé à soutenir vraisemblablement que le traumatisme seul ne peut la produire, et nous sommes
convaincus avec Klippel, qu'il en est de la paralysie
générale comme de l'épilepsie, qui n'est plus main-

tenant considérée comme une entité morbide spécifique mais comme un syndrome que de multiples
causes peuvent provoquer.

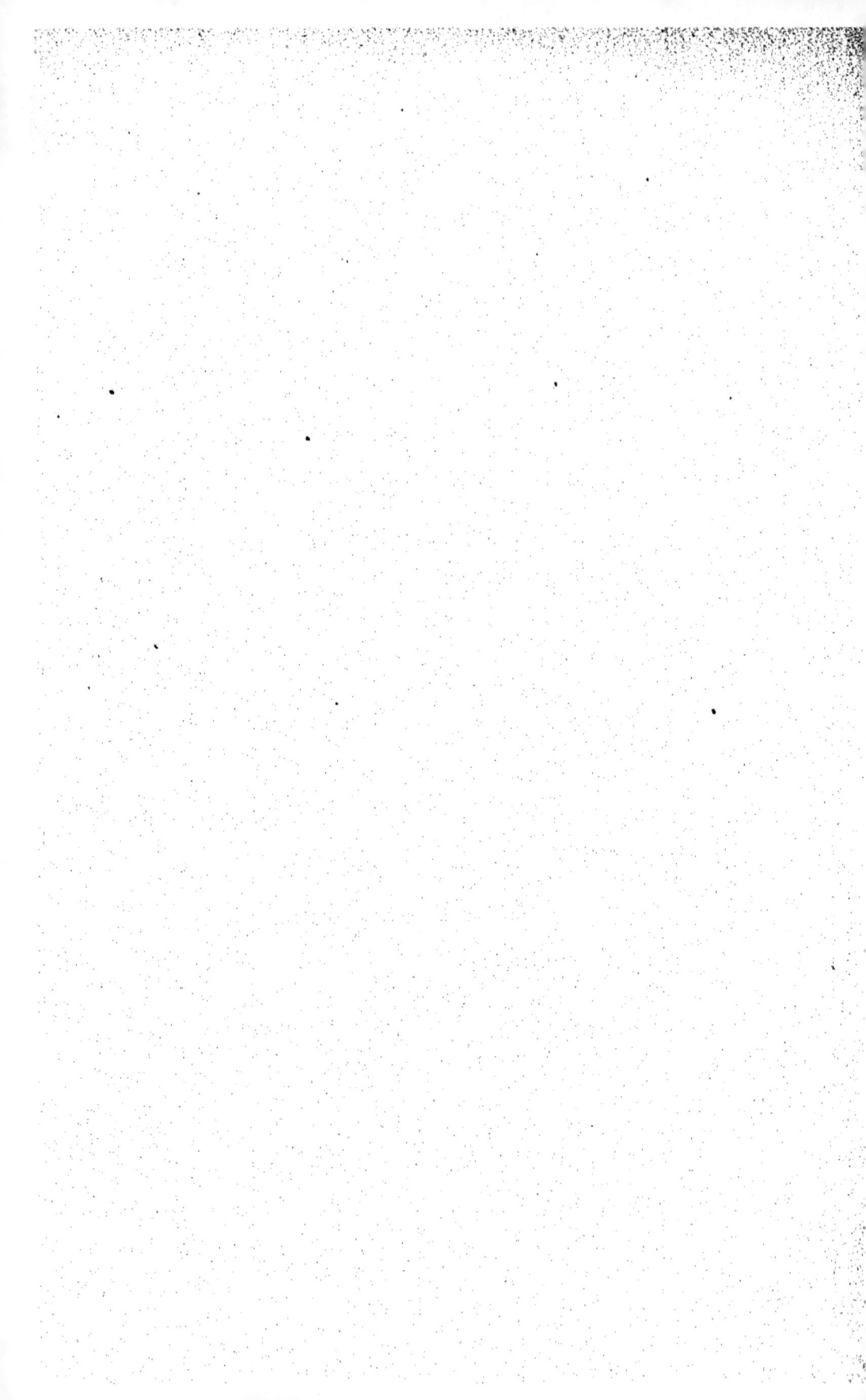

CHAPITRE III

Le Traumatisme peut-il donner lieu au syndrome paralytique.

Les considérations exposées dans le chapitre qui précède nous conduisant à admettre que la paralysie générale n'est pas une, mais constitue un syndrome commun à un certain nombre d'affections ressortissant de causes diverses, nous allons voir si le traumatisme peut y être compris.

Une réponse à cette question nous sera fournie par le rapprochement des études expérimentales dues à un assez grand nombre d'auteurs et des constatations cliniques que nous avons pu relever dans la littérature.

Les expérimentateurs comme Marinesco, Schmaus, Lutzenberger, Gudden, Roncali, etc., ont opéré sur le lapin, le cobaye ou le chien.

Leurs recherches ont porté sur les lésions nerveuses constatées chez des animaux ayant subi au niveau de la colonne vertébrale ou du crâne des traumatismes *indirects* et répétés. Ils ont donc éliminé tous

les cas où les lésions auraient pu être imputées de
l'agent vulnérateur sur les centres nerveux.

Il ressort des expériences que les troubles fonction-
nels sont constants après le traumatisme et apparais-
sant dans un délai variable après lui : vingt-six jours
dans certains cas de Gudden. Macroscopiquement on
ne trouve pas de lésions de l'enveloppe osseuse : Scagliosi, systématiquement, n'a pas pratiqué l'examen
du sujet présentant une lésion quelconque du sque-
lette.

L'examen microscopique a toujours révélé l'existence d'altérations d'une intensité variable.

Kirchgasser constate les lésions les plus profondes
chez le sujet le moins traumatisé ; Scagliosi remarque
que l'étendue des modifications structurales des éléments nerveux est en rapport direct avec la durée de
la survie de l'animal soumis à l'expérience.

Enfin, point important, si quelques auteurs comme
Gudden trouvent au point traumatisé le maximum
des altérations cellulaires, ils ont tous constaté en
même temps leur diffusion. C'est ainsi que Scagliosi
note que les traumatismes du crâne ont sur la moëlle
une sensible répercussion.

Au microscope, on a trouvé des lésions sur les
différentes parties du neurone : le corps cellulaire,
les prolongements protoplasmiques, le prolongement
cylindraxile.

Corps cellulaire. — La tuméfaction paraît la règle (Schmaus, Scagliosi, Gudden), accompagnée de
vaccuolisations (Parascandolo, Scagliosi).

Mais les modifications les plus marquées ont été décelées dans la substance chromatophile.

Schmaus note la chromatolyse ; Lutzenberger a vu dans la substance nerveuse un changement dans la distribution de la substance chromatique qui se ramasse d'un seul côté du noyau. Kirchgasser trouve les corpuscules de Nissl raréfiés ; Parascandolo remarque la chromatolyse à divers degrés ; Scagliosi obtient des résultats analogues. Il constate que ces lésions peuvent provoquer l'atrophie et même la disparition complète de la cellule nerveuse.

Gudden considère que les lésions passent par deux états : la tuméfaction du corps cellulaire et consécutivement la désagrégation des corpuscules de Nissl et la chromatolyse. Marinesco enfin note la disparition des corpuscules chromatiques à la périphérie du corps cellulaire qui demeure coloré en violet clair, tandis que la substance chromatophile est en diffusion.

Ce même auteur remarque les altérations du noyau qui présente les modifications dans sa forme et dans sa constitution. Il est homogénéisé et atrophié. De même les nucléoles. Résultats analogues de Scagliosi; Kirchgasser nie les altérations nucléaires.

Prolongements. — Opérant par les méthodes de Nissl et de Golgi, Parascandolo trouve un état moniliforme des prolongements protoplasmiques ; quant au cylindraxe, Schmaus a noté sa tuméfaction avec dégénérescence granuleuse ; Kirchgasser trouve des lésions dégénératrices ascendantes et descendantes, d'accord en cela avec Bickeler et Gudden, qui pensent qu'elles sont consécutives aux lésions de corps cellulaires.

Schmaus trouve encore de petits foyers de ramollissement dans la substance nerveuse ; il croit enfin que, secondairement au traumatisme, il existe des lésions indécelables par les moyens de recherches dont nous disposons actuellement et pouvant donner lieu à des phénomènes définitifs et à la mort.

Les lésions ne se limitent seulement pas à l'élément nerveux noble ; l'élément de soutien est lui aussi altéré : il serait même, suivant Scagliosi, le plus précocement atteint ; une heure après le traumatisme la névroglie est déjà altérée, tandis que la cellule nerveuse ne se modifie qu'environ vingt-quatre heures après. Tous ces auteurs sont donc unanimes et l'on peut considérer comme établi par leurs expériences qu'en dehors de toute lésion osseuse, en dehors de toute hémorragie, les altérations nerveuses sont la règle après un traumatisme d'intensité suffisante.

Marinesco a examiné encore quelle était la réaction du tissu nerveux en présence d'une action directe sur lui. Il a constaté au point d'application la destruction complète des éléments et tout autour une zone de prolifération conjonctive peuplée d'éléments jeunes et destinés à assurer le processus de réparation et de cicatrication qui arrive dans un temps variable. La régénération du corps cellulaire ne se produit jamais.

Les constatations cliniques viennent-elles corrobo-
rer ces données expérimentales ?

La question est résolue en ce qui concerne les troubles nerveux autres que la paralysie générale : les
cas de névrose traumatique ne sont pas rares, bien
que leur existence ne soit pas admise par tous les auteurs. Certains ont même malicieusement fait remar-
quer que leur fréquence était plus grande depuis la
loi de 1898 sur les accidents du travail. Il n'en est pas
moins vrai que des accidents nerveux ou psychiques
d'une durée souvent fort longue et quelquefois même
définitifs succèdent au traumatisme.

N'a-t-on pas vu après des commotions médullaires
s'installer des syndromes graves comme le tabès, les
myélites, la maladie de Parkinson ? Pourquoi y
aurait-il exception en faveur du syndrome paralytique ?

M. Vandenbosche a présenté à la Société des scien-
ces médicales de Lyon plusieurs cas de grands traumatismes crâniens auxquels avaient succédé des
troubles trophiques (plaques d'alopécie péladique)
dans les parties opposées au point de choc, c'est-à-
dire dans la région du contre-coup. Pourquoi ne
pas admettre pour les autres fonctions cérébrales ce
que la théorie de Jacquet admet pour la fonction tro-
phique ? L'opinion de Brissaud était que les grands
traumatismes peuvent, à côté des phénomènes de
pure névrose, provoquer des troubles relevant de
lésions matérielles dues à la commotion.

Au point de vue qui nous occupe il est également

certain qu'il existe des observations dans lesquelles l'anamnèse du malade et les renseignements pris sur ses antécédents ne révèlent aucun autre facteur étiologique que le traumatisme dans l'éclosion du syndrome paralytique constaté chez lui.

Etant donné que l'expérimentation a démontré la réalité des lésions post-traumatiques, que la clinique a montré qu'elles se traduisaient par le syndrome paralytique, un certain point reste à élucider, c'est le mécanisme de la diffusion des lésions.

La question est depuis longtemps à l'ordre du jour, puisque dès 1878 Duret la traitait dans sa thèse. Suivant lui la commotion aurait pour cause principale l'augmentation brusque du liquide céphalo-rachidien se manifestant surtout en deux points : au point percuté, ou cône de dépression, et au point diamétralement opposé, ou cône de soulèvement, ainsi qu'au confluent arachnoïdien où le liquide se trouve collecté en plus grande masse. Consécutivement se produiraient des troubles vasculaires tels que ruptures avec hémorragies circonscrites ou diffuses, d'où lésions interstitielles et réactions vasculaires consistant en spasme suivi de paralysie. Les différentes étapes seraient alors : congestion paralytique, congestion inflammatoire et généralisation à toute la masse encéphalique.

Schmaus, plus récemment, accorde lui aussi une action prépondérante aux variations de pression du liquide céphalo-rachidien dans la genèse des lésions

nerveuses. Il croit même leur action plus efficace que
celle des lésions vasculaires.

Cariechia et Rosa pensent qu'il se produit un choc
vibratoire amenant par l'intermédiaire des centres
vaso-moteurs une paralysie vasculaire avec anémie
des centres irrigués. A l'anémie succède une phase de
dilatation veineuse avec stase, et les éléments nerveux
stupéfiés par le choc restent ainsi, grâce à cet état, en
contact prolongé avec un sang riche en toxines et en
déchets.

Roncali donne une autre théorie : il envisage tout
d'abord les cas où la mort succède immédiatement au
traumatisme ; mais cela n'entre pas dans le cadre de
notre sujet, car il y a mort extrêmement rapide des
éléments nerveux et la diffusion des lésions n'a pas
le temps de se produire ; mais quand la mort n'est
point immédiate, des altérations cellulaires survien-
nent : à la suite de la désorientation moléculaire dé-
montrée par le microscope se produirait une suspension des échanges entre les cellules et le milieu san-
guin, une absence ou un ralentissement de la nutri-
tion et un état toxique s'installerait amenant plus ou
moins rapidement des altérations structurales.

Une théorie intéressante est celle de Scagliosi. Il
croit que le traumatisme donne lieu à des troubles
vasculaires provoquant une perturbation dans les
échanges gazeux entre le sang et les cellules. Ces
troubles vasculaires seraient dûs eux-mêmes à la sup-
pression de l'action régulatrice que les centres nerveux inhibés par le choc ne peuvent plus exercer.

Ayant en outre remarqué que les lésions se locali-
saient primitivement aux cellules de la névroglie il
en conclut, s'appuyant sur la théorie de Golgi attri-
buant à ces éléments un rôle nutritif, que c'est par
leur intermédiaire que la cellule nerveuse est atteinte
dans sa vitalité. Il considère trois étapes dans le processus pathologique : troubles vasculaires, lésions
névrogliques, lésions nerveuses. Marinesco pense que
le choc traumatique amène la suspension de certaines fonctions nerveuses et que les altérations anatomiques en sont la conséquence. Elles pourraient suc-
céder aussi suivant certains auteurs à des lésions vasculaires définitives comme l'artério-sclérose.

Nous devons à Klippel la notion des paralysies générales arthritiques qu'il a exposée en 1892.

Goldscheider considère que le choc amenant de
l'hypertension peut par ce procédé produire au niveau des vaisseaux des lésions d'artério-sclérose,
mais Régis, étudiant à l'occasion du Congrès de Bor-
deaux en 1905 le rapport de l'artério-sclérose avec
la neurasthénie, n'est pas aussi affirmatif : il considère que la neurasthénie traumatique s'allie le plus
souvent à l'artério-sclérose et il pense que le trauma
peut aggraver une artério-sclérose déjà existante ou
n'ayant pas jusque là donné lieu à des symptômes
apparents. Mais il ne pense pas qu'il puisse de toutes
pièces en provoquer l'éclosion.

A côté de ces théories vasculaires ou vasculo-ner-
veuses on peut encore concevoir une propagation des
lésions par irritation méningée ayant son point de

départ au point traumatisé et s'étendant de proche en proche, accompagnée de la disparition des fibres d'Exner.

Tout ce qui précède s'applique aux cas où la masse encéphalique n'est pas directement touchée.

Dans le cas de production d'un foyer traumatisé, par fracture de la table interne par exemple, il peut y avoir infection de ce foyer par les éléments pathogènes apportés par le sang ; si leur virulence est atténuée il peut se constituer là un centre d'infection chronique, d'où diffusent des toxines pouvant produire des lésions généralisées.

Une autre hypothèse peut être envisagée. Elle a été émise par M. Léri. Cet auteur a remarqué la fréquence des hématomes de la dure-mère chez les paralytiques généraux, où ils constituent d'ailleurs un phénomène secondaire. Mais il pense aussi que ce phénomène pourrait se produire primitivement par l'effet du traumatisme et pourrait peut-être par la compression diffuse au niveau d'une région muette de l'écorce cérébrale donner lieu à des lésions produisant le syndrome paralytique.

On pourrait enfin faire une mention spéciale pour les cas de paralysie générale consécutifs à un trauma électrique. Dans ces cas, la diffusion des lésions s'explique sans difficulté par la diffusion même de l'agent vulnérateur.

Cet exposé nous montre que les théories ne nous font pas défaut pour expliquer le mécanisme des lésions cérébrales diffuses consécutives au traumatisme crânien. Nous ne saurions, en ce qui nous concerne, faire de par notre expérience propre un choix parmi elles. Mais si aucune d'elle ne renferme à elle seule la vérité, une théorie éclectique serait certainement plus séduisante.

De l'ensemble des opinions que nous avons relatées, il résulte, en effet, que le phénomène initial est un ébranlement nerveux agissant sur le système vasculaire et produisant ainsi des troubles nutritifs aboutissant à une auto-intoxication des éléments cellulaires corticaux. Une semblable théorie rendrait moins invraisemblables les quelques observations que l'on possède de paralysie générale ayant succédé à un traumatisme purement psychique. Rien ne s'oppose, en théorie bien entendu, à ce que l'on conçoive qu'un semblable choc ait sur les centres nerveux une action inhibitrice assez profonde pour produire les altérations vasculaires semblables à celles consécutives a un traumatisme physique.

C'est d'ailleurs l'opinion de Krœger, qui dit que le traumatisme psychique a un rôle plus important qu'on ne le croit, et l'on peut dans tous les cas penser avec Régis qu'un traumatisme bénin accompagné d'une émotion intense peut voir par ce fait son action considérablement multipliée.

OBSERVATION I

Azam (citée par Froissart), communiquée par Legrand du Saulle.

Un notaire de trente-huit ans tombe de voiture et perd connaissance. Soins et guérison. Il reprend ses occupations ordinaires. Mais sa femme remarque alors qu'il se plaint de douleurs de tête violentes qui l'obligent à suspendre son travail de temps à autre. Cet état de chose continue pendant cinq ans. A ce moment, le caractère s'est modifié. On consulte Legrand du Saulle qui reconnaît une paralysie générale au début. Le malade a eu une existence régulière et ne présente aucune hérédité.

OBSERVATION II

Ball, Citée par Froissart

Employé des postes, trente-huit ans.

Le 28 février 1887, traumatisme crânien avec perte de connaissance. A partir de ce jour, le travail devient impossible. Il se repose deux mois et demi.

Maux de tête, insomnie, bourdonnements, surdité.

Au mois de juin, il reprend son travail, après une tentative infructueuse suivie d'agitation en avril.

Mais il ne peut plus travailler plus de huit jours de suite. Il est irritable, méchant, violent.

En mars 1888, scandale public. Internement. Idées de grandeur. Accroc de la parole, affaiblissement de la mémoire, incohérence absolue. Gâtisme et affaiblissement général.

Autopsie. — Un peu au-dessous et en arrière de la bosse pariétale droite se trouve une dépression linéaire de la table externe (1 cm.), oblique en bas et en avant. La table interne n'a rien. Rien aux points correspondants de l'hémisphère ; l'arachnoïde et la pie-mère sont épaissies.

Les adhérences corticales sont plus étendues à gauche. Pas de granulations ventriculaires.

OBSERVATION III

RIGAL. Citée par FROISSART

Maréchal des logis. Tombe de cheval. Douleur à la nuque et à l'épaule sans blessure grave. Le lendemain courbature et gêne dans les mouvements.

Il continue son service, refusant de se faire porter malade.

Six mois après, douleurs vagues. Un an après, signes nets de paralysie générale.

Le changement de caractère remonte à la chute après laquelle des douleurs vagues, mais surtout cervico-occipitales, se sont manifestées. La mémoire a diminué progressivement à partir de ce jour.

La maladie a évolué avec des périodes d'excitation et de dépression, des idées vagues de persécution. La jambe droite était affaiblie.

On a recherché avec soin la syphilis et l'alcool qu'on ne retrouve pas dans les antécédents. Pas d'hérédité.

OBSERVATION IV
Nickle, Citée par Froissart

W. L...., sergent, trente-cinq ans, dix-huit ans de service. Maladie mentale, se manifestant depuis octobre 1880, mais existant au moins depuis quatre ans. Attribuée au service militaire et à une blessure de la moelle épinière.

Le malade est sobre, bonne conduite, pas de parents aliénés ou convulsionnaires.

Il paraît que le 13 mai 1870 il fut frappé dans le dos et à l'abdomen.

Il prétend avoir été frappé aussi à la tête et montre une cicatrice de l'os pariétal résultant de cette blessure. En raison de cet accident, il fut admis à l'hôpital d'Halifax (16 avril 1876). Il y resta quarante et un jours ; sa feuille médicale portait : blessure de la moelle épinière. Dans la suite, sa santé devint délicate. Son état mental s'altéra. Il devint négligeant, sale, insouciant, déprimé, coléreux, attaquant sottement ceux qui l'entouraient.

Aux Bermudes, il entra à l'hôpital le 29 septembre 1879. Il était agité, sans soins, excité, irritable, grincheux, apathique, furieux par accès, donnant des ordres absurdes et confus, bruyant, malfaisant, déchirant ses vêtements. Il s'évada même une fois de l'hôpital pour aller au mess des sergents. Il disait avoir arrêté tous les gens de l'hôpital. L'exaltation de son délire coexistait avec l'illusion de mauvais traitements ; il prétendait qu'on l'affamait et qu'on lui infli-

geait tous les jours des peines corporelles effrayantes.
On le menaçait de mort et on cherchait à l'empoisonner. Bien que bruyant par moment, il était d'ordinaire
triste et morose, souvent menaçant et mystérieux. Il
avait des hallucinations de la vue et de l'ouïe ; des
illusions musculaires lui faisaient croire que son corps
s'envolait. Le réflexe patellaire était exagéré. Pas de
clonus du pied. Il présenta une fois de l'hémiparésie.
Mais les pupilles, le visage et la langue étaient très
touchés dans leur motilité. Pas d'accès épileptiforme.
Il fut dans la suite transféré dans une asile.

OBSERVATION V

GIESELER. Citée par FROISSART

Wilhelm, monteur, quarante-cinq ans. Pas d'hérédité. La syphilis est niée. Marié depuis treize ans,
9 enfants dont les 2, 4, 5, 7 meurent en bas-âge de
faiblesse. Aucune mort avant ou pendant l'accouchement.

Le 15 mars 1900, il tombe d'un échafaudage de
4 mètres de haut. Fractures de côtes et commotion
cérébrale dont les phénomènes disparaissent bientôt
Par suite de la fracture de côte, il fût quelques semaines sans travailler.

Depuis cet accident, sa femme et un de ses amis
prétendirent avoir remarqué qu'il avait des absences,
était excitable, agissait à la légère. Il racontait des
histoires abracadabrantes et avait des nuits agitées.
Les mêmes faits surprirent ses amis,, principalement

pendant l'année 1900. Le 10 décembre 1900, il fut
envoyé à M...., d'où il revint sans avoir achevé le travail qu'on lui avait confié. A son retour, il fut arrêté
parce qu'il menaçait ses compagnons de voyage et les
avait battus. Il fut mis en prison comme « homme
sauvage », et là fit du tapage trois jours de suite.
Il redevint tranquille. Il fournissait des renseignements justes, mais comptait mal. On le laissa partir
seul chez lui.

Le 24 décembre 1900, il fut amené à l'hôpital. Là il
se montra surexcité, parlant indistinctement et deman-
dant 12,000 marks d'indemnité pour sa mésaventure.
Il a 200 marks par semaine avec lesquels il construit
huit maisons.

Il se calme peu à peu. Les pupilles sont paresseu-
ses. La langue tremble. Troubles du langage. Réflexe
rotulien exagéré. Il fut admis à la clinique. L'alimen-
tation était bonne. Le crâne sans difformité. Sur le
cuir chevelu, sur la ligne médiane, s'étendant jusqu'à
la limite antérieure des cheveux, se trouve une cicatrice régulière de 4 centimètres de long, non adhérente. Une cicatrice analogue se trouve sur le derrière
de la tête, se dirigeant vers le côté gauche.

Ptosis à droite. Ophtalmoplégie droite externe presque complète. Pupille droite, gauche et ovale. Fente
naso-labiale droite moins marquée qu'à gauche. La
langue tremble surtout du côté droit. Tous les réflexes
sont exagérés.

Il n'y a pas de troubles graves de la motilité et de
la sensibilité. Pas de Romberg. S'oriente bien dans la

temps et l'espace. D'après lui, il ne serait pas malade. A S..., on l'aurait arraché sans motif au train, et en prison rossé avec des barres de fer. Là, il aurait vu des ombres et joué avec des enfants assis sur le sol. Cela aurait duré cinq jours. Il ne saisit pas très bien les questions et donne une impression de stupidité et de désordre. Il est calme en apparence.

24 décembre 1900. Il demande plusieurs fois vivement à aller chez lui. Il se laisse facilement calmer. Ptosis droit plus fort. La langue tirée est plus molle à droite et tremble fortement.

10 janvier 1901. Se plaint de tremblement aux mains, de picotements sur le dos de la main et au pouce. Pas de douleur de tête, pas de vertiges. Euphorie.

Le 2 mars 1901, amélioration, sortie.

Après sa sortie, il fut d'abord tranquille et amical, passant son temps dans son jardin, mais agissant souvent de travers. On ne pouvait pas lui faire d'observation car il s'emportait facilement.

Après juillet 1901, le calme disparait. Idées délirantes. Il n'a plus de ventre, plus de dents. Il fût amené le 3 août à l'hospice.

La démence est avancée. L'attitude du malade est indifférente. Mais de temps en temps il manifeste une grande agitation motrice.

Idées délirantes hypochondriaques. Sa bouche serait clouée, ses dents seraient les clous. Il est désorienté. Il répond aux questions par un ricanement faible ou par un signe de tête.

28 août 1902. Il entre à l'Institut Wunnenthal, où il meurt le 22 septembre 1902 dans un affaiblissement progressif.

Autopsie. — Ancienne fracture du sternum et des 2° et 5° côtes des deux côtés.

Sur l'os frontal, à droite, petite cavité correspondant à la cicatrice externe. Rien sur la face interne.

Au microscope. Lésions ordinaires de paralysie générale, pas de vieilles lésions syphilitiques dans aucun organe.

OBSERVATION VI

FROISSART

Chare....., trente ans. Entré le 8 décembre 1900. Mort le 20 mai 1901.

Il n'y a rien de particulier à signaler dans les antécédents héréditaires

Il était marié, deux enfants bien portants. Sa femme n'a pas fait de fausse couche. Il n'avoue pas la syphilis.

En février 1900, il reçut un coup violent sur la tête, dont il ne se remit pas bien. Trois mois après, en avril 1900, il ne travaillait plus. Il ne savait plus son métier de cimentier, était devenu violent et irritable, alors qu'avant son accident c'était un bon ouvrier. Quelques temps après, il manifeste des idées de suicide. L'affaiblissement de la mémoire s'accentue rapidement. L'intelligence, qui cependant n'avait jamais été bien brillante, est entièrement obscurcie.

A son entrée. Il n'est pas douteux que ce soit un paralytique général. Les pupilles sont inégales, la langue tremble, la parole est embarrassée, la démarche incertaine, les réflexes rotuliens sont exagérés.

La démence progresse rapidement pendant que s'accentuent les symptômes physiques. Il survient une escarre sacrée, le malade meurt. Il existait des lymphocites dans le liquide céphalo-rachidien, 12 polynucléaires, 82 lymphocites. L'autopsie a révélé des lésions banales de paralysie générale. Des adhérences de la pie-mère à l'écorce. Des suffusions sanguines près des circonvolutions temporales. La pie-mère est épaisse et opalescente.

OBSERVATION VII

Froissart (résumée).

C..., 40 ans, agent de la sûreté. Rien à signaler dans les antécédents héréditaires du malade.

Dans les antécédents personnels, on relève une fièvre typhoïde. Il ne semble pas qu'il ait eu la syphilis. Il la nie mais avoue sans difficulté une bléannorrhagie. Pas d'excès alcooliques. Marié, père de 4 enfants : le premier serait mort en naissant d'une circulaire du cordon. C... était sobre, allant rarement au café. Le 8 mai 1902, il reçut sur la tête plusieurs coups de poing de bonneteurs qu'il voulait arrêter. Il ne perdit pas connaissance et, quoique étourdi, put rentrer chez lui. Il se plaignit à ce moment et les jours suivants de douleurs de tête et d'étourdissements. Néanmoins il continua son service. Les maux de tête persistèrent et en octobre apparurent des bourdonnements dans l'oreille gauche et des douleurs vagues dans la région auriculaire.

En novembre, il a une température élevée et un écoulement se produit.

Le 1er décembre, on constate une tuméfaction siégeant derrière l'oreille, au niveau de l'angle du maxillaire. On trépane la mastoïde, le malade est amélioré, mais l'écoulement purulent persiste ainsi que des céphalées violentes, de l'insomnie.

En janvier 1903, le malade commence à présenter une diminution de la mémoire et de l'intelligence. Après les repas, sa face était congestionnée; il devint peu à peu somnolent et apathique.

Les troubles vont en s'accentuant, et en 1904 se montre une certaine folie. Il prétend que le préfet de police lui donne des sommes importantes; la maladie fait tellement de progrès qu'on ne peut plus lui confier aucune besogne administrative.

Il fut interné en juillet 1906, et M. Magnan certifie qu'il est atteint d'affaiblissement des facultés mentales avec idées de satisfaction, conscience très incomplète de la situation, inégalité pupillaire, accrocs de la parole; début probable de paralysie générale.

Le 30 octobre 1906, même diagnostic de M. Vallon, qui rédige un certificat de situation se terminant ainsi : « Étant donné la marche du processus morbide depuis le mois de mai 1902 jusqu'à aujourd'hui, il ne semble pas douteux qu'il y ait relation de cause à effet entre le traumatisme de 1902 et l'état actuel, d'autant semble-t-il qu'on ne peut invoquer ici comme cause de paralysie générale ni l'hérédité, ni la syphilis, ni l'alcool ». En ce moment C... est apathique et somnolent, la langue tremble ainsi que les lèvres, les pupilles sont inégales, la droite est plus grande, le réflexe accommodateur est mieux conservé que le lumineux. Pas de signe de Romberg. La mémoire est affaiblie ; C... est très satisfait de son état, ne s'est jamais mieux porté. Pas d'idées délirantes.

Le 30 octobre 1906, la demence a fait des progrès évidents. Il est difficile de fixer l'attention du malade ; la mémoire est tout à fait diminuée ; la parole est lente et bredouillée, la langue, les lèvres et les joues tremblent, les pupilles sont inégales, le réflexe lumineux est très paresseux ; pas de signe de Romberg ; les réflexes rotuliens un peu exagérés surtout à gauche. Pas d'idées délirantes.

Le 27 juin 1907, C... est complètement dément, incapable de conversation, mâchonne constamment, gâteux : il est alité, car l'incoordination musculaire ne permet plus la station debout : il n'a pas eu d'ictus.

OBSERVATION VIII

JOFFROY (résumée).

Le 22 décembre 1900, Georges-Auguste M..., travaillant dans une usine électrique, fait un faux pas et, pour se rattraper, instinctivement, saisit la barre de collection par où passe le courant (720 volts). La

secousse le renverse et la tête vient porter contre un
matelas de fer également influencé par le courant.

M... perd connaissance quelques instants, mais se
relève bientôt, étourdi seulement, confus, nullement
délirant.

Après avoir fait panser chez un pharmacien voisin
de légères contusions sanglantes, il rentre chez lui et
déjeune comme d'habitude ; le lendemain il reprend
son travail à l'usine, sans être autrement dérangé par
son accident.

Trois semaines se passent sans rien d'anormal.
Au bout de ce temps, M... se plaint de céphalée
continue, de douleurs dans les oreilles, de mouches
volantes, d'obscurcissement de la vue, enfin de
vertiges qui provoquent des chutes successives ;
puis apparaissent des cauchemars, des hallucinations. Trois mois après (avril 1901), la vue et
l'ouïe baissent rapidement ; M... ne peut plus se
diriger dans la rue ; ayant conscience de son triste
sort, il tombe dans une profonde dépression mélancolique et, en juillet, fait plusieurs tentatives de suicide.

Un an après l'accident, M... est presque complètement sourd et muet. A la fin de 1902, la surdité et la
cécité sont absolues. Toutefois l'intelligence ne paraît
pas affaiblie ; le malade retrouve bientôt son énergie
morale ; obligé d'abandonner son métier en raison
de la cécité, il apprend très rapidement à lire par la
méthode de Braille et passe une partie de ses nuits à
s'instruire. M... vit ainsi pendant six ans.

En janvier 1907, nouvelles pertes de connaissance analogues à celles de 1901 : à la suite : trémulation générale de tout le corps, hémiparésie gauche d'abord, passagère, puis continue.

En mai 1907, céphalées violentes, obligeant M... à cesser tout travail ; des hallucinations verbales unilatérales font leur apparition... il entend sa femme... croit percevoir des insultes... hallucinations visuelles.

En juin 1907, M... commence à s'agiter et à délirer... prie sans cesse... entend Dieu qui lui parle... voit des anges. En même temps M... présente des idées de grandeur, il se croit préfet, roi ; d'autres fois, il se croit perdu, court affolé dans sa chambre et frappe tous ceux qui l'entourent. Interné le 20 juin dans un état d'agitation violente et désordonnée qui paraît avoir pour cause des hallucinations visuelles et auditives à caractère terrifiant. Dans l'intervalle de ces phases d'excitation, le malade se laisse examiner, mais ses propos sont incohérents, difficiles à suivre ; il se frappe lui-même, se donne des gifles retentissantes à tour de bras.

L'examen physique donne les résultats suivants : Motilité : trémulation généralisée, incoordination motrice ressemblant à celle des tabétiques, parole mal articulée, sphincters normaux.

Sensibilité : très diminuée, surtout aux membres inférieurs.

Réflectivité : réflexe rotulien et achiléen entièrement abolis, R. plantaire diminuée, R. Babinski di-

minué, D. crémastérien, palpébral, conjectival dimi-
nués.

Yeux : pupille gauche plus grande, légère exophtal-
mie, double atrophie papillaire à peu près totale.

Oreilles : corps étrangers multiples, abolition complète et bilatérale de l'audition par lésions intracrâ-
niennes.

Août 1907. — M... est complètement dément. Il se
met tout nu, s'enduit le corps de ses propres matières,
est violent par intervalles.

Octobre 1907. — On constate une rémission légère
et de courte durée.

Février 1908. — M... devient mélancolique, hypo-
condriaque, il fait plusieurs tentatives de suicide, il ne
parle plus que rarement, à voix basse, ne prononce
que des lambeaux de prases décousues, pas de gâtisme, impulsions, indifférence absolue.

Antécédents personnels. — Scarlatine grave ; plus
tard, légères coliques de plomb, aucun trouble de la
vue ou de l'ouïe avant l'accident. Très bon ouvrier,
sobre, intelligent, extrêmement rangé ; pas de maladie vénérienne.

Antécédents héréditaires. — Père mort dément à
57 ans (paralysie générale probable). La mère aurait
eu des crises nerveuses ; a eu huit enfants, M... est le
quatrième, une fille morte à 36 ans d'hématémèse ; les
sept autres sont vivants, deux frères de M... bien portants, mais chétifs.

OBSERVATION IX

Nous relevons dans le même auteur une observation d'Adam relatant « qu'un homme de 34 ans, d'une bonne santé habituelle, non syphilitique, cousin d'un aliéné interné, fut touché par un courant alternatif diphasé, d'une tension de 10.000 volts et d'une intensité de 200 ampères. Il tomba sans connaissance; il portait des brûlures en différents endroits du corps. Au bout d'un an environ, sa mémoire se mit à baisser ; il présentait de l'embarras de la parole ; à peu de temps de là il eut une attaque de paralysie. Peu à peu, les manifestations classiques de la paralysie générale firent leur apparition, et la mort survint trois ans environ après l'accident, et deux après l'apparition des premiers symptômes de paralysie générale. L'autopsie fut faite et confirma le diagnostic de paralysie générale. La pie-mère présentait des adhérences. Les circonvolutions cérébrales étaient très atrophiées et le poids de l'encéphale n'était que de 1.180 grammes. Notons, en outre, qu'il y avait un hématome étendu de la dure-mère.

OBSERVATION X

Ch. VALLON et Ch. PAUL

T... est né au mois d'avril 1871, il est dans sa trente-huitième année. C'est un homme d'une vigueur exceptionnelle, chez lequel les reliefs musculaires sont encore bien marqués, malgré que le début de la maladie remonte à plus d'un an.

Il appartient à une famille dans laquelle il n'y a eu,

semble-t-il, aucun cas de maladie mentale ou nerveuse. Ses parents sont cultivateurs, le père est âgé
de 70 ans, la mère de 68 ; tous les deux sont en bonne
santé.

Il a cinq frères, dont deux plus âgés que lui, tous
habitent la province et jouissent d'une bonne santé.

Il s'est marié en 1896 ; sa femme ne lui a pas donné
d'enfants, n'a pas fait de fausses couches ; il faut
noter qu'elle est obèse.

T..., au dire de sa femme, était un homme intelligent, pondéré, doux comme un enfant et très rangé.
Il ne fumait pas. En dix ans de ménage, il n'a pas été
dix fois au café. Un de ses amis d'enfance, qui a
toujours vécu dans son intimité, assure qu'il n'a jamais fait d'excès alcooliques et qu'il n'a eu aucune maladie vénérienne. Il n'a jamais suivi de traitement pouvant faire penser à la syphilis (frictions, piqûres, etc.).

Il exerçait le métier de maréchal-ferrant et remplis-
sait les fonctions de secrétaire-trésorier de cette cor-
poration.

Vers la fin de février 1901, T..., qui jusque-là avait
joui d'une excellente santé, est atteint de grippe infec-
tieuse à forme thoracique qui le retient au lit ou à la
chambre pendant plusieurs semaines et qui le fatigue
au point que son médecin, le docteur Bezou, redoute
l'éclosion d'une tuberculose pulmonaire. Mais il se
remet peu à peu et, six mois plus tard, il a complètement récupéré sa santé et sa vigueur antérieures.

Le 22 mars 1907, T... est victime d'un accident. Ce
jour-là, un cheval qu'il était en train de mettre dans

un travail, lui lance un coup de pied qui l'atteint à la partie gauche de l'os frontal, lui faisant une plaie.

Sous le choc, T... perd connaissance, mais ne tarde pas à revenir à lui. Il est conduit par ses camarades chez le docteur Bezou. Ce praticien constate l'existence d'une plaie irrégulière de cinq centimètres n'intéressant que les parties molles ; le périoste paraît indemne. T... raconte très posément les circonstances de l'accident et supporte courageusement l'application de points de suture.

Il rentre chez lui. Au bout de huit jours, sa plaie est cicatrisée, mais il se plaint de violents maux de tête, de « serrements », surtout dans la région de la blessure.

Après dix-huit jours de repos, il reprend son travail, qu'il va continuer sans interruption jusqu'au 24 juillet. Cependant les céphalgies, loin de cesser, augmentent sans cesse et bientôt il se produit en outre « des sortes d'étourdissements ». T... se gratte la tête, mais le côté gauche en est mort, pour employer une expression de sa femme, il ne ressent rien.

Bientôt apparaissent deux autres symptômes importants : du scotome scintillant de l'œil gauche, puis de la diminution de l'acuité auditive toujours du côté gauche.

Dès le début de juillet, T..., qui est contremaître, remarque que sa mémoire, naguère excellente, devient infidèle, et il est obligé d'écrire les choses qu'il ne veut pas oublier.

Vers le 14 juillet, au cours d'une réunion de famille,

Mme T... remarque que son mari parle avec une difficulté inaccoutumée. Il ne peut prononcer les mots un peu longs ou d'une articulation difficile ; cela l'énerve.

Sur les conseils du docteur Bezou, T... cesse son travail le 24 juillet et, cinq jours plus tard, part pour la campagne : il part seul et se rend dans sa famille en Bourgogne.

Les premiers temps, T... écrit fréquemment à sa femme et ses lettres sont correctes : puis ses lettres deviennent rares et bizarres.

Nous avons examiné un certains nombre d'écrits de T... provenant de dates différentes.

Un relevé de compte datant de 1903 ne présente aucune erreur de calcul, aucune faute d'orthographe : l'écriture en est correcte et très facile à lire.

Des cartes postales datées d'août 1907 sont encore très lisibles. Mais dans d'autres écrits faits en septembre et en octobre de la même année, il existe des omissions ou, au contraire, des répétitions de lettres et de mots ; l'écriture est très tremblée, les derniers en date sont incompréhensibles. Ce sont là les troubles de l'écriture qu'on observe fréquemment dans la paralysie générale.

Vers le milieu du mois de septembre, Mme T... est avisée que son mari s'excite, chante dans la rue et fait des extravagances. Le 22 septembre, elle va le chercher. Elle le trouve complètement transformé : « Il est engraissé, paraît en très bonne santé, mais au point de vue de la tête, il déménage complètement. » Elle le ramène à Paris.

T..., qui autrefois était très réservé, tient des propos grivois ; il se vante de prouesses amoureuses ; il ne peut s'occuper à rien, il est incapable de tenir une conversation, il sifflote et rit continuellement, il est sans cesse en mouvement, il dort mal.

Alors qu'il ne s'est jamais occupé de musique, qu'il n'en connaît pas un mot, il achète un violon dont il racle une grande partie de la journée.

Bientôt il s'excite et manifeste des idées de richesse.

Très économe habituellement, il se montre prodigue. Il casse des objets, notamment son violon.

Il fait preuve d'excitation génésique ; il court après toutes les femmes et leur adresse des paroles inconvenantes.

Sur le conseil de son médecin, sa femme se décide à le placer. Le 16 octobre, il entre à Sainte-Anne, et M. Magnan délivre le certificat suivant :

« Paralysie générale avec idées ambitieuses ; propos incohérents, hésitation de la parole, inégalité pupillaire. »

Quelques jours après, T... passe dans le service de l'un de nous (M. Vallon).

Comme T... a été victime d'un accident de travail le 7 novembre 1907, M. le juge de paix du 3ᵉ arrondissement commet l'un de nous (M. Paul), à l'effet de l'examiner et « de dire si son état d'aliénation mentale est le résultat du coup de pied de cheval ou s'il doit être attribué à toute autre cause ».

A son arrivée, T... est excité et tient des propos sans suite, dans lesquels prédominent des idées de richesse : il a des millions, beaucoup d'automobiles et de maisons. Il ne se rend nullement compte de sa situation et de l'endroit où il se trouve ; il se montre satisfait. Ses facultés intellectuelles sont affaiblies. Il se rappelle cependant qu'il a été victime d'un accident, sans toutefois pouvoir en préciser les circonstances.

La force musculaire est conservée à droite comme à gauche.

Les réflexes rotuliens, achilléens, olécraniens sont exagérés, très légèrement plus à droite qu'à gauche ; les réflexes plantaires et radiaux paraissent normaux.

Il existe du tremblement fibrillaire de la langue et des muscles péri-buccaux ; un embarras très net de la parole.

Les pupilles réagissent faiblement à la lumière et sont à peine inégales ; la droite, légèrement plus petite, est un peu irrégulière. Le réflexe accommodateur est conservé.

A la région frontale gauche, au-dessus de l'arcade sourcilière, il existe une cicatrice composée de deux portions linéaires mesurant chacune trois centimètres et formant par leur réunion un angle obtus. Cette cicatrice n'est ni chéloïdienne, ni adhérente ; elle ne semble pas douloureuse.

Sur la peau, il n'existe aucune éruption, aucune trace de syphilis, à la verge aucune cicatrice ; on ne trouve pas d'engorgement ganglionaire.

La suite de l'observation n'offre aucun intérêt particulier et peut se résumer ainsi.

T... est constamment agité et chante la plupart du temps ; il est habituellement gai et rieur ; parfois il pleure sans qu'on puisse savoir pourquoi. Il a toujours des idées de richesse : il gagne 32 millions de francs par an : il a toujours des maisons, des automobiles. Il tient des propos absurdes, il dit, par exemple qu'il a trente-trois filles et près de quatre-vingt-douze fils.

Il est très difficile de fixer son attention. Quand on lui parle de son accident, il ne semble plus comprendre ce qu'on lui dit.

Si on le fait lever, il va et vient ennuyant les autres malades, et si on veut s'opposer à ses actes déraisonnables, il se fâche et frappe même les infirmiers.

Au lit, où on a pris le parti de le laisser, il reste étendu, se balançant sur le sommier élastique ; souvent il se couvre la tête avec ses couvertures.

Il se montre très indifférent à tout ce qui se passe autour de lui. Sa femme vient le voir, mais il ne fait guère attention à elle, continue à se secouer et à chanter comme si elle n'était pas là.

La nuit, il est généralement agité. Il s'alimente très bien. Cependant, à de certains jours, il ne veut prendre que du lait.

A aucun moment nous n'avons constaté d'hallucinations. (

M. Vallon ajoute : Ici le traumatisme est sans conteste le résultat d'une cause extérieure ; de plus, les symptômes caractéristiques de la paralysie générale

ne se sont pas montrés tout de suite et les facultés
intellectuelles étaient intactes. Les premiers symptômes ont été, après les céphalalgies, des troubles de la
vue ou de l'ouïe du côté traumatisé, ce qui montre
bien que, à la suite du traumatisme, il s'est produit
de ce côté un travail pathologique. Ce n'est que plus
tard qu'ont apparu les symptômes propres de la paralysie générale.

Enfin les antécédents pathologiques manquent to-
talement et nous nous croyons autorisés à dire que
notre malade est atteint de paralysie générale d'origine traumatique.

OBSERVATION XI
Personnelle.

Le malade Jean C... entre à l'asile Saint-Luc le
29 août 1909. Agé de 47 ans, il est marié et exerce la
profession de journalier.

Le certificat médical d'admission délivré par le docteur B..., de Lourdes, est conçu en ces termes :

« M. C... est atteint de troubles mentaux caracté-
risés par de l'affaiblissement intellectuel, des troubles
de la mémoire, des troubles de la parole qui est très
embarrassée, du tremblement de la langue et des
mains. Le malade se serait livré, aux dires de la famille, à des actes parfois violents.

« Il est urgent de le placer dans un établissement
spécial pour lui donner les soins que nécessitent son
état. »

D'après les renseignements fournis à l'admission

par la femme du malade et les parents qui l'accompagnent, C... ne présente aucune hérédité nerveuse ou spécifique. Ses ascendants n'ont présenté aucune affection notable. Il en est de même de ses collatéraux.

Au point de vue personnel, ce malade, qui est d'une sobriété extrême, n'a jamais eu d'habitudes alcooliques Sa conduite a toujours été régulière. Nous ne relevons pas dans ses antécédents de maladie vénérienne. Sa femme, qui est très bien portante, n'a pas eu d'accident ni présenté d'éruption suspecte, n'a pas fait de fausse couche. Sa fillette, âgée de 12 ans, est vigoureuse, bien constituée et ne présente pas de signes d'hérédo-syphilis. Ce malade jusqu'à l'éclosion de la maladie qui nécessite son internement, n'a pas eu d'autre affection.

Histoire de la maladie. — Les troubles mentaux remontent à dix mois. Le 27 novembre 1908, C... alors employé chez un marchand de bois, fut pris sous l'éboulement d'une pile de bûches et frappé violemment à la tête par l'une d'elles. Il eut de ce fait une blessure dont on constate encore la cicatrice.

Depuis cette époque, C... se plaignit de maux de tête violents, éprouva des vertiges. Quelques mois après il devint apathique, incapable de travail continu. Son entourage constata que ses facultés intellectuelles baissaient ; il se produit un embarras de la parole de plus en plus marqué. En dernier lieu, ces phénomènes ne firent que s'accentuer ; très agité et très violent, le malade essaya récemment d'étrangler sa femme.

Examen mental du malade. — Le faciès du C... est dénué de toute expression. Sa figure est sans mobilité, ses yeux sont éteints. La parole est hésitante, traînante ; achoppement des syllabes. Il est incapable de répondre aux questions qu'on lui pose.

En cet état, il est difficile de percevoir s'il a des idées délirantes. Le malade est dans un affaiblissement intellectuel touchant à la démence. Son attention est nulle. Il en est de même de sa mémoire ; il ne peut dire son nom ou son âge. A sa mimique, il nous est permis de penser qu'il comprend vaguement peut-être, mais qu'il lui est impossible de répondre.

Les troubles de perception sont peu marqués. Il existe probablement des hallucinations de la vue et de l'ouïe ; le malade parle en effet souvent seul, faisant des gestes, ayant l'air de s'adresser à des personnes invisibles.

C... présente en outre des troubles de l'activité très marqués. En proie à des insomnies fréquentes, il se lève, défait son lit dans sa cellule et crie souvent, poussant des sons rauques et inarticulés.

Durant les quinze jours de son observation, le malade a toujours été en proie à l'agitation désordonnée que nous venons de signaler, mais n'a jamais eu de tendances impulsives.

Examen physique du malade. — Homme d'une complexion assez robuste. Ce qui nous frappe au premier abord, c'est un tremblement continu et généralisé de tout le corps.

A l'examen des téguments craniens, nous trouvons une cicatrice à peu près linéaire de quatre centimètres de longueur, siégeant au niveau de la soudure du pariétal gauche et de l'occipital, à huit centimètres du sommet de la tête.

Appareil pulmonaire. — Respiration soufflante des deux côtés, en arrière.

Appareil cardio-vasculaire. — Bruits du cœur assourdis. Pouls normal.

Appareil digestif. — Etat suburral des voies digestives. Gatisme.

Appareil génito-urinaire. — Pas d'albumine, ni de sucre dans les urines. Pas de trace de chancre sur le gland ou le prépuce.

A sa rentrée, rétention urinaire d'une durée de vingt-quatre heures, ayant cédé facilement au cathétérisme.

Système nerveux et organes des sens. — Le malade présente des troubles moteurs consistant dans l'incoordination des mouvements. Démarche incertaine et titubante. Mouvement en trombone de la langue. Tremblement généralisé de tout le corps. Tremblement de la lèvre supérieure.

Les troubles sensitifs se bornent à une anesthésie généralisée de tous les téguments.

Les réflexes rotuliens sont exagérés. Le crémastérien a disparu. Pas de troubles trophiques.

La pupille droite est plus petite que la gauche.
Toutes les deux sont un peu dilatées. Le réflexe pupillaire est aboli à l'accommodation, à la lumière et à
la douleur. Insomnies.

Certificat immédiat 22 août 1909.

« Le malade C... est atteint de paralysie générale
progressive avec affaiblissement intellectuel. A maintenir. »

Certificat de quinzaine, 6 septembre 1909 :

« Le malade C... est atteint de paralysie générale
progressive caractérisée par une abolition de la mémoire et des facultés intellectuelles. Embarras très
marqué de la parole. Gâtisme et rétention urinaire.
A maintenir. »

17 décembre 1909. — Inconscience absolue. Déchéance physique très marquée. Démence complète.
Gâtisme.

C... meurt le 26 décembre 1909, à Saint-Luc, dans
le marasme paralytique.

AUTOPSIE PRATIQUÉE LE 27 DÉCEMBRE 1909

Encéphale. — Après avoir détaché le cuir chevelu
sur lequel nous constatons une cicatrice de quatre
centimètres au niveau du pariétal gauche, nous enlevons la calotte crânienne qui est un peu épaissie.
Nous ne trouvons ni exostose, ni trace de fracture.

Dès l'incision de la dure-mère, qui est enflammée,
nous constatons une augmentation du liquide cephalo-
rachidien.

Les méninges sont épaissies et adhérentes. Le

poids du cerveau est diminué, il ne pèse que 1 kilog, 75 centigrammes ; le poids du cervelet est de 150 grammes.

La pie-mère est particulièrement adhérente avec la substance cérébrale ; quand on essaie de la détacher, cette dernière se déchire, laissant de ses fragments adhérents à la surface de la méninge : cet arrachement des couches superficielles du cerveau produit des ulcérations assez larges d'un fond gris rosé avec un aspect granuleux.

Un certain nombre de circonvolutions cérébrales se trouvent aplaties et réunies par la pie-mère enflammée.

Nous constatons, en outre, l'accroissement du calibre des vaisseaux. Les sylviennes, en particulier, sont dilatées et sinueuses.

Les coupes diverses que nous pratiquons nous permettent de constater la diminution de l'épaisseur de la substance corticale.

La cavité des ventricules est agrandie, leur surface est inégale et rugueuse au toucher.

Nous ne trouvons aucune lésion syphilitique, syphilome en nappe ou gomme.

L'examen des autres viscères ne nous permet de déceler aucune lésion syphilitique.

XII

Rapport médico-légal dû à l'obligeance de M. le docteur Monestier

Nous, soussigné, Monestier (Auguste), médecin en chef de l'asile d'aliénés de X***, commis par délégation

de M. le Juge d'instruction de X***, en date du 30 décembre 1903, à l'effet de procéder à l'examen de V....
33 ans, inculpé d'attentat à la pudeur, et de rechercher si, à la suite d'une blessure à la tête qu'il aurait reçue il y a environ trois ans, V... présente des signes d'affaiblissement mental et s'il est responsable de ses actes.

Serment préalablement prêté, après examen du dossier judiciaire, après avoir recueilli tous les renseignements propres à la recherche de la vérité, et examiné plusieurs fois l'inculpé,

Déclarons en notre honneur et conscience consigner dans le présent rapport le résultat de notre examen :

V..., employé à la fabrique d'allumettes d'Aix, est âgé de 33 ans.

Il est veuf et père de deux enfants bien portants.

Dans ses antécédents héréditaires, on relève l'alcoolisme du père. Sa mère et ses trois frères sont bien portants ; il a perdu deux sœurs du croup.

V... est un homme de taille moyenne, bien constitué. Il ne présente pas de signes de dégénérescence mentale et a toujours joui jusqu'à l'âge de 30 ans d'une bonne santé.

A cette époque, c'est-à-dire il y a trois ans, V... s'exerçait à monter sur une bicyclette lorsque, par suite d'un faux mouvement, une collision se produisit entre lui et une bicyclette à pétrole sur un des boulevards de la ville. V... fut précipité violemment contre le rebord du trottoir et fut relevé sans connaissance.

Le docteur Vadan, appelé à lui donner ses soins, constata chez lui tous les symptômes d'une fracture de la base du crâne.

Pendant plus d'un mois, V... reste sans connaissance, entre la vie et la mort : il se remet pourtant peu à peu, mais ce n'est qu'un an après son accident que son état lui permet de rentrer à la fabrique d'allumettes.

Depuis cet accident, V... n'a plus été le même : il était moins apte au travail, se plaignait sans cesse de tout et de tous, se montrait irascible et parfois violent pour son entourage. Très doux et très patient pour sa femme avant son accident, il lui est arrivé plusieurs fois de se livrer sur elle à des voies de fait.

Depuis cette époque, il se plaignait aussi de vertiges et de maux de tête violents survenant de temps en temps et l'obligeant à suspendre tout travail pendant un ou deux jours.

Il est accusé d'avoir, le 9 décembre 1903, attiré chez lui les nommées A. B..., âgée de 9 ans, et A. M..., âgée de 14 ans, et de s'être livré sur elles à des attouchements obscènes.

Interrogé par nous sur les faits qui lui sont reprochés, il reconnaît que les deux fillettes l'ont suivi ce jour-là dans sa chambre, mais il nie avec la plus grande énergie s'être livré sur elles à des actes immoraux. Il prétend être victime d'une calomnie ou d'une vengeance.

Il ne présente aucune idée délirante, se rend
compte de la situation, et paraît au premier abord
jouir de toutes ses facultés.

Cependant nous notons chez lui une émotivité exagérée et un léger affaiblissement de la mémoire. Il
comprend bien tout ce qu'on lui dit ; ses réponses
sont justes, mais il semble que la compréhension et
l'élaboration des idées se fasse lentement. Sa parole
est un peu hésitante.

Il nous raconte l'accident dont il a été victime et
nous en dépeint les conséquences : « Depuis lors, dit-il,
je n'étais plus le même. J'étais plus maladroit, peut-
être, à cause de ma vue, car je suis resté plus d'un
an sans y voir de l'œil gauche et sans entendre de
l'oreille gauche. Je souffre de maux de tête survenant
tous les quatre jours environ, pendant lesquels ma
vue se trouble et j'ai des vertiges. »

M. le directeur de la fabrique d'allumettes, dans sa
déposition, corrobore tout ce que nous dit V...

Il a remarqué que son employé, depuis son accident, ne paraissait pas jouir de toutes ses facultés
mentales, qu'il lui arrivait de se livrer à des mouvements de violence, se traduisant par des menaces en-
vers ses camarades ou certains de ses supérieurs,
faits qu'on n'avait jamais constaté avant sa maladie.
Il était devenu incapable de fournir la même somme
de travail qu'auparavant, et on ne pouvait plus lui
confier certains travaux qu'il exécutait trop lentement
ou de façon défectueuse. Le traumatisme grave dont

V... a été victime a donc incontestablement atteint ses facultés mentales.

Il l'a aussi atteint au point de vue physique : l'ouïe du côté gauche est très diminuée, la vue du même côté est presque disparue ; les pupilles sont dilatées et inégales, il existe du tremblement fibrillaire de la langue et des extrémités étendues. Ces symptômes physiques sont le signe d'une lésion très grave du cerveau consécutive à la fracture du crâne dont nous retrouvons des traces palpables : on sent, en effet, à la partie postérieure du pariétal gauche une cicatrice osseuse linéaire, une hyperostose de 5 à 6 centimètres de long partant de l'apophyse mastoïde et se dirigeant obliquement vers la partie postérieure médiane et supérieure du crâne.

Nous nous trouvons donc en présence d'un homme atteint d'une lésion cérébrale qui, cependant, se rend compte de sa situation, mais chez lequel se sont produits des changements notables du caractère, une incapacité relative de travailler, une dépression habituelle, une émotivité exagérée et une diminution de la mémoire.

Cet homme présente de plus des troubles physiques : dilatation et inégalité pupillaire, tremblements de la langue et des extrémités.

Les troubles physiques et psychiques présentés par V... sont ceux qu'on rencontre habituellement au début de la paralysie générale.

Sans pouvoir affirmer que V... est déjà atteint de paralysie générale, nous avons mille raisons de craindre l'éclosion prochaine de cette maladie fréquente après les traumatismes du crâne.

Sans doute, l'état de V... pourrait se modifier favorablement, mais il est plus probable que la lésion cérébrale dont il est porteur suivra son évolution fatale.

Dans ces conditions, et malgré les apparences de raison que présente V..., nous devons le considérer comme en puissance de paralysie générale et de folie.

Il ne saurait donc, s'il les a commis, être laissé responsable des actes qui lui sont reprochés.

Conclusions. — I. V..., à la suite d'un traumatisme grave du crâne, est atteint de lésions du cerveau ayant occasionné des troubles physiques et psychiques qui font craindre le début d'une paralysie générale.

II. Il n'est pas responsable de ses actes.

III. Il n'est cependant pas utile de l'interner, pour le moment, dans un asile d'aliénés puisqu'il n'a pas d'idées délirantes.

CONCLUSIONS

Aucun procédé d'investigation, aucune particularité clinique, étiologique, anatomo-pathologique ou thérapeutique, ne permettent aujourd'hui d'affirmer que la paralysie générale est une entité morbide exclusivement spécifique.

On est donc fondé à admettre l'identité de nature de tous les cas se présentant sous l'aspect du syndrome paralytique et à penser en conséquence que des multiples causes peuvent le produire.

Il résulte en outre d'expériences nombreuses que les traumatismes du crâne et de la colonne vertébrale donnent lieu à des lésions destructives des éléments nerveux, et que ces lésions, bien que plus marquées au point traumatisé n'en sont pas moins diffuses.

Le mécanisme de cette diffusion ne saurait encore être déterminé d'une façon précise, mais la plupart des auteurs semblent attribuer au choc une action inhibitrice sur le système nerveux se répercutant ensuite sur les centres vaso-moteurs, d'où modification dans les échanges nutritifs et auto-intoxication des éléments corticaux.

La clinique nous montre l'existence d'observations où le syndrome paralytique a succédé au seul traumatisme ; des cas de ce genre réalisés par le traumatisme électrique peuvent être considérés comme ayant la valeur d'une production expérimentale du syndrome paralytique.

Le rapprochement des faits cliniques avec le résultat des expériences permet d'admettre qu'en dehors de toute autre cause, le traumatisme peut occasionner des troubles mentaux affectant la forme de la démence paralytique, autrement dit qu'il existe une paralysie générale traumatique.

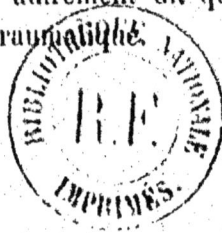

BIBLIOGRAPHIE

ADAM. — *Zeitsch für psychiatr.*, 1906, t. LXIII.

AZAM. — *Archives générales de médecine*, février 1881.

BALLET. — *Traité de pathologie mentale*, 1905.

BAYLE. — *Thèse, Paris*, 1822.

CALMEIL. — *Les maladies inflammatoires du cerveau*, 1859.

CHRISTIAN. — *Archives de neurologie*, 1880.

CHEYRON. — *Union médicale et scientifique du Nord-Est*, déc. 1908.

COLIN. — *Revue de psychiatrie*, août 1908.

DECONCE. — *Thèse, Paris*, 1871.

DURET. — *Thèse, Paris*, 1878.

FOURNIER. — *La Syphilis du cerveau*, 1879.

JOFFROY. — *Encéphale*, décembre 1908.

KRIEGE. — *Zeitschrift für klinische médicale*, IV.

KIRCHGASSER. — *Deutsche Zeits für nervenkeilk*, 1897.

KOPPEN. — *Archiv. für psychiatrie*, 1900.

— 68 —

Krafft-Ebing. — Archiv. für psychiatrie, 1877.

Lasègue. — Thèse d'agrégation sur la Par. générale progressive. — Leçon 1881 : Les cérébraux.

Lunier. — Annales médico-psychologiques, 1849.

Lutzenberger. — Giornale dell. Ass. di med. et natur. di Napoli, 1897.

Mabille et Ducos. — Encéphale, nov. 1907.

Marie. — Congrès de Grenoble 1902. Bulletin de la Soc. cliniq. de méd. ment., 1909.

Mairet et Vires. — Paralysie générale, 1893.

Marinesco. — Revue de psychiatrie, mai 1908.

Menkiel. — Neurol. Centralblatt, 1906.

Mickle. — Journal of mental science, 1883.

Reinhardt. — Allgem. Zeitschr. für psychiat., 1890.

Régis. — Précis de psychiatrie (4e édit.), 1909.

Rémond. — Mal. mentales (2e édit.), 1909.

Rémond et Voivenel : Encéphale, octobre 1909.

Riberre : Annales d'hygiène et de méd. légale, 1907, 1909.

Scheller. — Psychosen nacht Kopfversletzung. Leipzig, 1892.

Skae : Folie traumatique. (Medical Journal, Edimbourg, 1866.)

Thoinot : Accidents du travail et les affections médicales d'origine traumatique, 1904.

Vallon : Thèse, Paris, 1882. Encéphale, déc. 1908.

Vanderbosche. — *Lyon médical*, n° 19, 1909.

Vigouroux et Naudascher. — *Revue Neurologique*, nov. 1908.

Viollet. — Thèse, Paris, 1905.

Werner : *Vierteljahrschr. für geruhtl med.*, 1902.

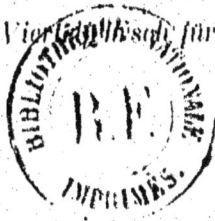

Toulouse. — Dirion, libraire, 22, rue de Metz.

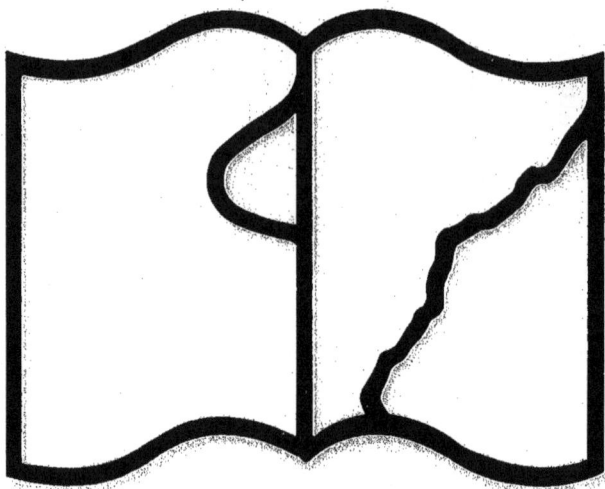

Texte détérioré — reliure défectueuse

NF Z 43-120-11

www.ingramcontent.com/pod-product-compliance
Lightning Source LLC
Chambersburg PA
CBHW060649210326
41520CB00010B/1796